AF401132

DES DIVERS MODES DE DÉBUT

DE LA

FIÈVRE TYPHOÏDE

PAR

Le DR Louis BOIS

ANCIEN INTERNE DES HOPITAUX D'AVIGNON ET DE LA MATERNITÉ DE VAUCLUSE
(Intérim 1880, 1881, 1882)

LYON

IMPRIMERIE NOUVELLE

52, rue Ferrandière, 52

—

1884

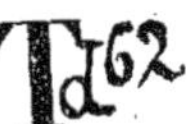

FIÈVRE TYPHOÏDE

DES DIVERS MODES DE DÉBUT

DE LA

FIÈVRE TYPHOÏDE

PAR

LE DR LOUIS BOIS

ANCIEN INTERNE DES HOPITAUX D'AVIGNON ET DE LA MATERNITÉ DE VAUCLUSE

(Intérim 1880, 1881, 1882)

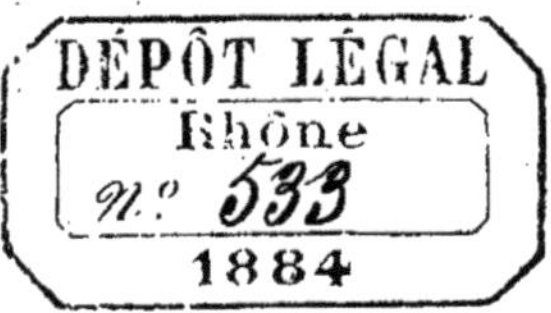

LYON

IMPRIMERIE NOUVELLE

52, rue Ferrandière, 52

—

1884

A MA BIEN CHÈRE FEMME

Si quid boni.

A LA MÉMOIRE DE MA MÈRE

A MON PÈRE

M. CHARLES BOIS

Doyen de la Faculté de Théologie protestante de Montauban
Membre du Conseil supérieur de l'Instruction publique
Chevalier de la Légion d'honneur

A MA SECONDE MÈRE

Mme CHARLES BOIS

A MES SŒURS

Mmes A. LABOUCHÈRE ET GUILLAUME GRANIER

A MON FRÈRE

HENRI BOIS

A MON BEAU-FRÈRE

Guillaume GRANIER

Pasteur à Bagard

A Madame Gaston MARTIN

SON GENDRE AFFECTIONNÉ

A TOUTE MA NOUVELLE FAMILLE

A M. le Professeur LÉPINE

A MES MAITRES DE MONTPELLIER

A MES MAITRES DANS LES HOPITAUX D'AVIGNON

MEIS ET AMICIS

PRÉFACE

On a beaucoup publié, ces derniers temps, sur les
manifestations bucco-pharyngées de la fièvre typhoïde,
manifestations pouvant avoir lieu, soit dès le début de
la maladie, soit dans le cours, soit à la fin. Peu d'observations en revanche sur les autres manifestations du début de la fièvre typhoïde. On a parlé de
toutes les complications qui peuvent survenir dans
le cours ou à la fin de la dothienenterie, mais non
des complications du début.

Frappé par quelques observations de mode particulier de début de la dothienenterie, mode de début
ayant masqué complètement la marche ordinaire de
la maladie, il nous a paru intéressant de prendre
pour sujet de notre thèse l'étude de ces divers modes
de début.

2

Pressé par le temps, nous n'avons pu peut-être apporter tous les soins que nous aurions désiré à l'étude de ces diverses manifestations ; si nous sommes resté au-dessous de notre tâche, si quelques points sont demeurés obscurs, quelques appréciations un peu vagues, la bienveillance de nos juges tiendra compte de notre bonne volonté.

INTRODUCTION

Nous avons commencé par les débuts localisés du côté des organes digestifs :

1° Embarras gastrique ;
2° Phénomènes bilieux.

Puis par les débuts localisés dans les voies respiratoires :

1° Débuts par angine, phénomènes bucco-pharyngiens ;
2° Bronchite ;
3° Pneumonie.

Nous n'avons pas trouvé d'observation de pleurésie comme phénomène initial. Nous citons cependant l'observation XII, que nous devons à l'obligeance de M. le docteur Ferlin, alors interne à l'hôpital d'Avignon. Cette observation nous a paru intéressante au point de vue du diagnostic de fièvre typhoïde porté dès le début quoique les accidents du côté des intestins fussent assez obscurs encore, mais il n'y a pas eu dans cette observation un véritable début par pleurésie.

Il y a aussi quelques cas de début par épistaxis et par hémoptysie. La prédisposition aux hémoptysies se montre pendant tout le cours de la maladie. Nous devons à M. Bourguet, interne des hôpitaux d'Avignon, l'observation IX.

Du côté des organes circulatoires, nous n'avons rien trouvé. Lorsque la fièvre typhoïde touche à ces organes, c'est dans le cours ou vers la fin de la maladie et non au·début.

Comme accidents cérébraux du début, la céphalalgie est un symptôme et un mode de début classique. Il n'en est pas de même de la manie aiguë. M. le docteur Borel de Chabeuil nous a cité le cas d'un de ses malades qui eut, comme début unique de sa fièvre typhoïde, plusieurs accès de manie aiguë. Chez les enfants, il y a des convulsions et des vomissements. (Parrot, *Progrès médical*, 30 juin 1883.)

Trousseau, dans ses cliniques, parle de délire, d'hallucination, de contraction tétanique des membres, de carphologie, de soubresauts des tendons.

Nous devons citer aussi les débuts simulant la fièvre intermittente, ainsi que le montre fort bien notre observation XI, prise dans le service de M. le professeur Combal.

Et enfin, les débuts par courbature, fatigue générale, les malades ressentent un malaise général, un abattement extrême et un engourdissement dans tous les membres avec des douleurs habituellement sourdes dans les masses musculaires des bras, des jambes et du dos, comme si ces parties avaient été contuses à coups de bâton. Les mouvements coûtent de l'effort et de la douleur, l'appétit est diminué, la bouche mauvaise. Habituellement, de la céphalalgie, de la paresse intellectuelle, de l'insomnie avec agitation nocturne complètent le tableau. Ajoutons que le pouls est modérément accéléré et que la température peut être légèrement augmentée. Au bout de 12 à 24 heures, 3 ou 4 jours au plus, la maladie a évolué, le repos et le sommeil suffisent pour la dissiper.

Le diagnostic est en général facile, mais on confond quelquefois cette courbature avec les phénomènes qui indiquent l'invasion d'une fièvre typhoïde. (Doct. Carrieu, *Thèse d'agrégation,* 1878.)

DES DIVERS MODES DE DÉBUT

DE LA

FIÈVRE TYPHOÏDE

I

I° DÉBUT PAR EMBARRAS GASTRIQUE

Les symptômes de début de la fièvre typhoïde peuvent revêtir une forme en tout semblable à ceux du catarrhe de l'estomac : il est alors fort difficile de poser le diagnostic différentiel, d'autant plus que les phénomènes de début peuvent être amendés par le traitement du catarrhe stomacal. La différence essentielle est que cette amélioration n'est que passagère et bientôt les phénomènes typhoïdes se manifestent et le diagnostic devient certain. Les observations sont nombreuses à cet égard, nous nous contenterons d'en citer une seule.

OBSERVATION I

Personnelle

Le nommé Pierre M., charpentier, âgé de 25 ans, domicilié à Avignon, entre à l'hôpital Sainte-Marthe le 20 septembre 1881.

Constitution robuste, tempérament sanguin, aucun antécédent pathologique personnel ou héréditaire.

Depuis cinq jours, Pierre M. se plaint de malaise général, perte d'appétit, manque de forces, lassitude, brisement dans les jambes, céphalalgie, nausées sans vomissements.

A l'examen, nous trouvons la langue large, blanche, la bouche pâteuse, le creux épigastrique douloureux à la pression. Diarrhée depuis deux jours, encore quelques nausées sans vomissements. Pouls, 88 ; temp. axillaire vespérale, 38° 3.

21. — Matin. On ordonne un vomitif. Dans la journée, le malade se sent beaucoup mieux, il demande à manger, la température est de 38° le soir.

22. — La nuit a été meilleure que la précédente, le malade demande à se lever; le matin, tempérarature 37° 5.

A la visite du soir, le malade qui est resté quelques heures levé se plaint d'une grande fatigue et

« d'un grand mal de tête ». Il a eu un léger épistaxis. La température prise à 6 heures du soir est de 38°9.

23. — La langue rouge sur les bords et un peu effilée, inappétence absolue. Diarrhée, un peu de douleurs et gargouillements dans la fosse iliaque droite. Céphalalgie toujours très vive. Matin, temp. 39°. Pouls fréquent, dicrote ; soir, temp. 39° 2.

A partir du 23, la température suit une marche régulière. Le diagnostic réservé les premiers jours est porté : fièvre typhoïde. Il est confirmé les jours suivants par l'apparition des taches rosées lenticulaires et des autres symptômes typhoïdes.

Cette observation montre combien souvent le diagnostique doit être réservé dans les cas d'embarras gastrique fébrile. Il arrive fréquemment, en effet, qu'une maladie que l'on avait cru fort bénigne dès le début, prend, dès le second septenaire, une marche fort grave. Ici, l'amélioration obtenue par le vomitif a pu faire croire un instant à la guérison, mais cette amélioration n'a été que passagère et dès le lendemain la température s'est élevée et la fièvre typhoïde a librement évolué.

2ᵉ DÉBUT PAR PHÉNOMÈNE BILIEUX

Observation II

Le 25 septembre 1879, entre à l'hôpital la nom-
mée P., âgée de 32 ans, mariée, trois enfants. Depuis
cinq ans environ, elle souffre de coliques hépatiques.
Ces accès durent deux à trois jours. Il y a deux jours,
elle fut prise subitement d'une vive douleur dans la
région du foie, et dans la soirée, « elle est devenue
toute jaune. »

A son entrée à l'hôpital, nous constatons la couleur
jaune de la face, des conjonctives et de la muqueuse
sublinguale. On perçoit à la palpation une intumes-
cence notable du côté du foie, et à côté du bord ex-
terne du muscle droit, dans le sinus formé par ce muscle et le rebord costal, une sensation de rénitence et
d'empâtement profond. La percussion, dans ce point,
fournit une matité qui dépasse celle du bord inférieur
du foie. Le contour de cette matité est convexe par
en bas. La pression sur cette partie est manifestement douloureuse. Le pouls est à cinquante.

En interrogeant la malade, elle nous apprend
qu'elle va très difficilement du ventre, que les matières qu'elle a rendues la veille sont très décolorées.
L'urine, très foncée, a une couleur acajou. On porte
le diagnostic (Ictère).

Dans la soirée, la malade se plaint de frissons, de

céphalalgie très intense. La douleur qui siégeait au niveau des fausses côtes s'est irradiée dans tout l'hypocondre droit. La température est de 39°. Le pouls est à 64. Le lendemain, l'ictère a diminué légèrement d'intensité, la malade a été à la selle, pendant la nuit, et a rendu des matières plus colorées.

27 septembre. — Matin, température 38° 5, pouls 80. Ictère presque totalement disparu. Douleur toujours très vive dans la fosse iliaque droite. Pas de selle. Urines chargées. Céphalalgie, brisement général. Yeux larmoyants. Soif vive. Soir, température 39° 2. Pouls 80.

28, matin. — Température 38° 8. Pouls 90. Soir, température 39° 5. Pouls 90. La douleur dans la fosse iliaque est toujours très vive. Stupeur, parole lente, embarrassée. A eu une nuit très agitée. Un peu de diarrhée. Gargouillement dans la fosse iliaque droite.

29, matin. — Pouls 110. Température 39° 9. A peu dormi. Plusieurs selles. Soif vive. Mal de tête. Quelques râles sibilants dans la poitrine.

30, matin. — Température 40°. Pouls 96. Dicrote. Respiration 30. Soir, pouls 100. 32 respirations. Température 40° 4. Mal de tête violent. Taches rosées lenticulaires. Bains.

La fièvre typhoïde, bien nettement caractérisée, évolue régulièrement, grâce aux bains qui sont donnés rigoureusement toutes les trois heures. Trois semaines après, la malade est en convalescence, bien -faible encore.

Le début par ictère a masqué entièrement la marche
de la fièvre typhoïde dans l'observation que nous ve-
nions de citer. Et pourtant, la fièvre typhoïde a évolué en même temps que l'ictère puisque les taches
rosées se sont montrées au septième jour de la maladie. On avait ordonné, dès le début, le traitement
anti-ictérique, ce traitement a eu un certain effet au
point de vue de l'ictère, mais la fièvre a augmenté et
la maladie s'est bientôt déclarée.

Quant aux phénomènes bilieux, ils sont fréquents
dans le début de la fièvre typhoïde, les auteurs clas-
siques citent une fièvre typhoïde bilieuse, mais dans
la majorité des cas, le diagnostic est facile dès le
début, malgré la prédominence des accidents bilieux.
Tout autre est la difficulté, lorsque la température et
la marche de la maladie ne donnent aucun rensei-
gnement positif. Il est donc nécessaire, surtout en
temps d'épidémie, de toujours se méfier et de crain-
dre l'existence d'une fièvre typhoide. Ce n'est souvent qu'au second septenaire, lors de l'apparition des
taches rosées, que le diagnostic fièvre typhoide pourra
sûrement être porté.

II

DÉBUT PAR ANGINE ET FIÈVRE CATHARRALE

OBSERVATION III

Observation rappportée dans la thèse du docteur Margarot
(Montpellier 1877).

Le jeune D..., étudiant en médecine se met au lit
avec tous les symptômes d'une fièvre catarrhale :
légère horripilation, céphalalgie, courbature, yeux
larmoyants. Le lendemain, on constate une angine ;
les amygdales sont rouges, tuméfiées, ainsi que la
face antérieure du voile du palais ; quelques concrétions, chaleur âcre à la peau ; anxiété. Le pouls est
fréquent, dur, légèrement dicrote. On ordonne
un gargarisme émollient pris avec miel rosat et chlorate de potasse. Il tousse beaucoup, sibilances dans
la poitrine. Trois jours après, la température s'élève
à 40° 1 le soir, le pouls résolument dicrote. Epistaxis,
pas de gargouillement, constipation, bourdonnements d'oreilles. Les taches rosées apparaissent,
M. Battle, qu'on appelle alors, fait employer les
bains tièdes et les affusions froides.

'Bientôt, sous l'influence de ce traitement, on re-

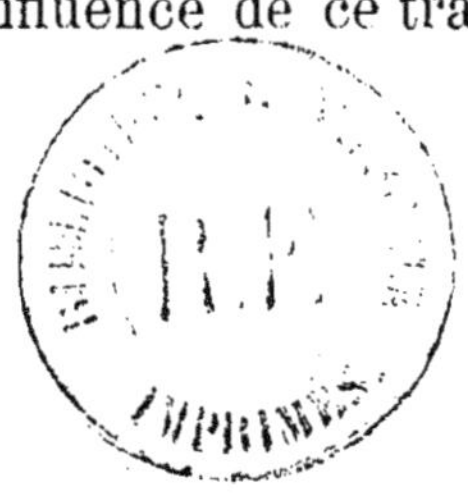

marque une amélioration sensible. Jusqu'ici les bains et les affusions froides sont seuls employés ; vers la fin de la maladie, on s'aperçoit d'un élément intermittent assez marqué ; on donne de la quinine.

Observation IV

Personnelle

Benoît Léon, soldat au premier pontonnier, 23 ans, tempérament lymphatique, entre à l'hôpital d'Avignon le 17 mars 1882. Pas d'antécédents pathologiques. Il se sent malade depuis deux ou trois jours. Il a commencé par avoir quelques frissons le soir, de la céphalalgie, du lumbago, de l'anorexie et de la douleur à la gorge avec difficulté dans la déglutition.

17 mars. — Nous examinons le malade pour la première fois. Céphalalgie, bouffées de chaleur, malaise général. Température, 38°8. Pouls, large et fort à 90. Langue très chargée. Voix un peu enrouée, un peu de toux, gêne de la déglutition. Rougeur et gonflement de la luette et des amygdales, sur lesquelles on voit un peu de mucus jaunâtre épais, peu adhérent. On diagnostique une angine muqueuse superficielle. Ipéca, 1 gr. Gargarisme émollient, lait et bouillon.

18. — La déglutition est plus facile, l'arrière gorge est débarrassée, il reste encore quelques plaques de rougeur. Température, 39°. Pouls, 96. La

céphalalgie persiste. Pas de sommeil la nuit. La langue est blanche au milieu, rouge et effilée sur les bords. Deux selles dans la journée d'hier. Température soir, 39° 4. Bouillon, lait. Gargarisme boraté.

19. — L'angine a disparu entièrement. La fièvre persiste ainsi que la céphalalgie et l'insomnie. Température, 39° 3. Pouls, 98. Le malade, interrogé par nous, dit qu'il ne se sent mal nulle part si ce n'est aux jambes et à la tête. Langue légèrement tremblotante. Selles diarrhéïques. Gargouillement et un peu de douleur à la pression dans la fosse iliaque droite. Quelques râles sibilants dans la poitrine. Le diagnostic de fièvre typhoïde est alors nettement posé. Un verre eau Sedlitz. Bouillon, vin. Température soir, 39° 6.

20. — Température matin, 39° 3. Pouls dicrote. Abdomen un peu balloné, sonore. Urines rouges, sédimenteuses, sans trace d'albumine. Le malade répond bien à nos questions. La céphalalgie a un peu diminué, mais le sommeil est pénible avec des rêvasseries. Température soir, 39° 5. Pot. extrait de quinquina, 3 grammes. Bouillon, vin. Frictions huile camomille camphrée, cataplasmes.

21. — T. M., 39°5. S., 39°8. Selles diarrhéïques fétides. Langue sèche et tremblotante, intelligence conservée, un peu de toux.

22. — T. M., 39° 4. S., 40. Peau sèche, apparition de deux ou trois taches rosées lenticulaires. — Pas de céphalalgie. Quand il s'asseoit sur son lit, la tête lui tourne et il hésite pour porter son verre à la bouche. Quelques soubresauts dans les tendons.

Langue sèche et rôtie, trois selles. Extrait quinquina, vin.

23. — T. M., 39° 6. S., 40° 1. Le decubitus dorsal est constant. Prostration des forces. Les réponses sont plus lentes.

24. — T. M., 39°8. S., 40° 3. Selles liquides — Tympanite. Langue rôtie avec quelques fuliginosités.

25.—39°7. S., 40°1. P.,104. Parole embarrassée. Quelques rêvasseries le jour et la nuit. — Soubresauts. Bromure de potassium, 2 grammes. Extrait quinquina, bouillon, vin.

26. — T. M., 40°. S., 40°6. P. 100. Grande prostration. Un peu de délire, fuliginosités des dents. Une selle involontaire.

27. — T. M., 40° 3. S., 40°. Un peu d'agitation dans la nuit. Bromure de potassium, 4 gr. Décoction quinquina. Extrait quinquina, bouillon, vin.

28. — T. M., 40° 1. S., 40°4. Langue toujours sèche. Pulvérulence des narines et fuliginosités des dents.

29. — T. M., 40° 2. S., 40° 7. P., 108. Rêveries, délire. Teinture de musc, 20 gouttes.

30. — T. M., 39 6. S., 40. Pouls, faible, 100. Ventre plus souple. Peau moins sèche. Moins d'agitation.

31 — T. M., 39° 1. S., 40. P., 96. Ventre peu ballonné. Un peu de moiteur à la peau. La physionomie est meilleure.

1 Avril. —T. M., 39°1. S., 39°5. Deux selles liquides. Urines un peu plus abondantes, moins char-

gées. Langue un peu humide. La parole plus facile.

2. — T. M., 38°8. S., 39°1. P. 90. A partir de ce jour, les symptômes sont allés en s'amendant de jour en jour. La convalescence a été longue et pénible, mais le malade a enfin guéri.

Dans cette observation, le début par angine est des plus manifestes. L'angine était légère, aussi on n'y attacha pas grande importance. Un vomitif suffit pour faire disparaître les concrétions déposées sur les amygdales. Mais cette inflammation, une fois guérie, nous ne fûmes pas peu étonné de constater la fréquence du pouls, la chaleur de la peau, en un mot, la persistance de la fièvre et des symptômes généraux. L'idée d'une scarlatine vint d'abord à la pensée. Mais en présence de l'état général typhoïde, de la marche ascendante de la température, le diagnostic de la dothienenterie s'imposait. Nous assistâmes effectivement à une fièvre typhoïde ataxo-adynamique des plus graves. Benoît n'avait jamais eu mal à la gorge, lymphatique, mais point strumeux.

Les manifestations bucco-pharyngées de la fièvre typhoïde ont été très étudiées, surtout depuis la communication de M. Duguet (27 avril 1883) à la Société médicale des hôpitaux.

Ce n'est point là un sujet absolument nouveau.

Huxham *(Essai sur les fièvres)* signale, les aphtes, les ulcérations de la gorge et la difficulté d'avaler dans les fièvres putrides.

Forget, dans son *Traité de l'entérite folliculeuse*, indique, du côté de la gorge, des manifestations morbides diverses, qui furent mieux étudiées au point de vue anatomique par Louis.

M. Jaccoud insiste surtout sur les phénomènes de début : « Bon nombre de malades, dit-il, sont affectés, dès les premiers jours, d'une angine catarrhale qui occupe principalement les amygdales ; comme ces organes sont extrêmement riches en vaisseaux lymphatiques et que leur structure est fort analogue à celle des glandes de Peyer (Frey), cette détermination ne doit pas être tenue pour une complication fortuite, mais bien pour un des éléments propres au processus typhique. Dans quelques cas, cette angine égare momentanément le diagnostic, parce qu'elle est le premier, et, pendant deux ou trois jours, le seul symptôme de la fièvre typhoïde commençante. » (1)

Griésinger (p. 134) dit qu'on observe souvent, au début, une angine catarrhale.

M. Duguet, M. Damaschino insistent sur le muguet primitif. M. Oulmont (*Arch. de médecine*, avril 1856), M. René (*Gaz. des hôpitaux*, 1881) attirent l'attention sur les cas de dipthérie.

M. le professeur agrégé Carrieu vient de publier quelques observations d'angine dans le cours de la fièvre typhoïde. Nous empruntons à son ouvrage quelques-unes de ses remarques et de ses observations se rapportant à notre sujet.

M. Carrieu dit avoir souvent rencontré l'angine érythémateuse chez des malades, tout à fait au début de la fièvre typhoïde, « et nous avons vu plusieurs de

____

(1) Jaccoud, *Traité de pathologie interne*, t. II, p. 806.

nos maîtres et de nos collègues être frappés, comme nous, par ces symptômes, qui, quand ils sont intenses, auraient égaré le diagnostic, si on n'était pas prévenu de la possibilité d'une pareille localisation. » (1)

Sur seize typhoïsants, le Dr Carrieu a noté cinq fois l'angine simple au début de la maladie.

M. le Dr Dérignac, dans sa thèse inaugurale, dit que lorsque la fièvre typhoïde porte ses coups de préférence sur l'amygdale, la tuméfaction de celle-ci peut donner le change, les produits épithéliaux desquamés peuvent faire hernie par l'orifice des cryptes et simuler ainsi l'angine dite pultacée (2).

La diphthérie peut être aussi un mode de début de la fièvre typhoïde. Le Dr Carrieu cite deux cas de diphtérie primitive.

M. Carrieu cite aussi, parmi les manifestations bucco-pharyngées, un cas intéressant de stomatite ulcéro-membraneuse, intéressant non seulement à cause de sa rareté, mais surtout parce qu'il a pu donner lieu à une erreur de diagnostic très excusable. Nous croyons devoir le citer.

OBSERVATION V

(Dr Carrieux, *loc. cit.*)

R., soldat au 122e de ligne, entré à l'hôpital le 11 octobre 1882, était couché au n° 21 de la salle Saint-Charles.

---

(1) Carrieu, prof. agrégé, *Des Angines dans la fièvre typhoïde*, p. 4.
(1) Paul Dérignac. *Etude sur les déterminations de la fièvre typhoïde, sur le pharinx et l'isthme du gosier.*

Il est malade depuis une douzaine de jours, mais plus fatigué depuis quatre ou cinq jours. Il a de la céphalalgie, des rêvasseries la nuit, des nausées, de la constipation, de l'abattement général très marqué.

Il n'a pas eu d'épistaxis, mais il crachote du sang et se plaint de difficulté d'avaler et en même temps de gêne dans la mastication et de douleur dans la bouche.

Le billet de la caserne porte, comme diagnostic : stomatite ulcéro-membraneuse. En effet, en examinant la cavité buccale, nous apercevons les gencives fongueuses, boursouflées, saignantes. Elles sont, en même temps que les joues, le siège de quatre ou cinq petites ulcérations arrondies ou ovalaires, à bords irréguliers, à fond tapissé d'un détritus grisâtre ou noirâtre. Les ulcérations saignent facilement, l'haleine est fétide, la langue saburrale, il y a un peu de ptyalisme. Les ganglions sous maxillaires sont peu tuméfiés, les amygdales sont rouges, gonflées. Il y a, en même temps, de la fièvre. Température, 39° 9 ; pouls, 90.

En présence de l'état général, nous craignons que la lésion locale ne donne pas l'explication de tous les phénomènes observés et en particulier de la fièvre et de la prostration. Nous pensons donc à une fièvre typhoïde.

Traitement : Gargarisme avec 6 grammes chlorate de potasse et 50 centigrammes acide phénique. Bouillon, vin. Lavement avec huile de ricin, 30 grammes.

Le lendemain, la température atteint 40°, l'état

local est stationnaire, mais la prostration a augmenté. On fait faire deux lotions froides et on touche les gencives avec du jus de citron.

Le 13, la fièvre persiste. T. 40°2. Cependant la bouche se déterge, les ulcérations offrent un meilleur aspect, la cicatrisation commence à s'opérer. On ajoute au traitement 0,80 cent. sulfate quinine.

Les jours suivants, les phénomènes généraux s'accentuent ; il y a des épistaxis fréquentes, des taches rosées, de la diarrhée ; le ventre est douloureux, ballonné ; la température oscille entre 39°3 le matin et 40°6 le soir. On ordonne les bains tièdes. Malgré cela, l'état de la bouche est plus satisfaisant. La langue est rouge rôtie, il y a quelques fuliginosités, mais les ulcérations se cicatrisent, le malade éprouve une moindre difficulté pour avaler. La cavité buccale a tout à fait l'aspect habituel de la bouche d'un individu parvenu à la fin du second septenaire d'une fièvre typhoïde. A partir de ce moment, elle n'attire plus l'attention qui est toute entière portée sur l'état général. M. le docteur Carrieu fait remarquer que, au point de vue de l'étiologie, cette stomatite ne saurait être attribuée à une cause banale.

Le malade n'avait absorbé aucune préparation mercurielle ; il ne fumait pas et n'était soumis à aucune condition de milieu qui explique le développement de la stomatite ulcéreuse. Cette affection ne sévissait nullement à cette époque dans la caserne qu'habitait notre malade. Aucun de ses camarades n'en a été atteint, ou tout au moins n'a été envoyé pour cela à l'hôpital.

Après avoir parlé de l'étiologie, M. Carrieu parle de la symptomatologie, puis il entre dans de nombreux détails au sujet de la nature de cette stomatite. Ces détails pouvant tout aussi bien se rapporter à toute autre manifestation de la fièvre typhoïde, nous croyons devoir les reproduire *in extenso :*

« Y a-t-il là une simple coïncidence entre deux maladies n'ayant entre elles aucun rapport ? Cette opinion ne paraît guère acceptable.

« Déjà Bergeron, dans son mémoire devenu classique: (*De la stomatite ulcéreuse des soldats et de son identité avec la stomatite des enfants, dite couenneuse, dipthtéritique, ulcéro-membraneuse,* Paris, 1859), avait indiqué des faits de fièvre typhoïde survenant chez des individus atteints de stomatite, mais il ne voit là qu'une maladie intéressante qui ne modifie en rien la lésion buccale. Les faits cités ne semblent pas devoir faire accepter ses conclusions sans réserves. Il est remarquable, en effet, de voir qu'il n'y a qu'un seul soldat atteint en ce moment de stomatite ulcéro-membraneuse, et que c'est ce malade qui a réalisé en même temps une fièvre typhoïde.

De plus, nous ferons remarquer qu'en même temps que la stomatite commençait à évoluer, se montraient des phénomènes généraux graves, habituellement en rapport avec le début d'une dothiénenterie. On ne saurait dire que cette dernière a été une maladie surajoutée.

Devons-nous, d'après ce rapport chronologique, accepter les idées professées par le docteur Netter, qui ne voit dans la stomatite que la première manifestation de la dothiénenterie et comme la porte d'entrée du poison morbide (*Gazette des Hôpitaux*, 1873, pp. 548, 605, 700, 917)?

Nous pensons que, dans ces cas, l'économie vivante est déjà toute entière sous l'influence de l'agent morbifique, quand se montrent des phénomènes généraux ou locaux tels que ceux que nous avons signalés. (Carrieu, *loco cit.*, pp. 17-19.)

III

DÉBUT PAR BRONCHITE

On sait que la bronchite accompagne presque toujours la fièvre typhoïde, même dès les premiers jours. Il peut arriver cependant que les symptômes de bronchite survenus dès le début soient assez intenses pour masquer l'existence de la dothiénenterie. C'est ce qu'on peut observer dans les deux cas suivants :

OBSERVATION VI

Due à l'obligeance de M. le docteur Fabre

Pauline D..., domiciliée à Romans, sans profession, âgée de 19 ans.

A la suite d'un refroidissement, survenu il y a trois

jours, elle s'est mise à tousser et a perdu l'appétit et
le sommeil. Appelé, le 6 février 1884, auprès de la
malade, le docteur Fabre constate l'existence d'une
bronchite dans presque toute l'étendue des deux poumons, et des symptômes d'embarras gastrique avec
sensation de fatigue générale et bouffées de chaleur.
L'expectoration est presque nulle, la dyspnée peu
marquée. mais la toux fréquente ; la fièvre est légère.
La malade, d'une bonne santé antérieure, semble
devoir guérir rapidement.

Prescription : Ipéca 0,80 ; potion calmante.

Le 8 février, les phénomènes thoraciques sont
légèrement amendés, mais les symptômes généraux
plus accusés. Pouls fréquent, très dicrote. Chaleur à
la peau. Temps 39°. Insomnie et un peu d'agitation la
nuit. Céphalalgie. langue effilée rouge sur les bords,
inappétence absolue. Constipation. Urines rouges
foncées. Le malade dit avoir tout le corps comme
brisé. En présence de cet état général et de l'épidémie de fièvre typhoïde alors régnante à Romans,
le docteur Fabre n'hésite pas à diagnostiquer une
dothiénenterie que des symptômes plus caractéris-
tiques (Température, taches rosées, hémorragies
intestinales) vinrent confirmer.

Observation VIII

Personnelle

Emile R..., soldat d'administration, entre à
l'hôpital d'Avignon le 23 octobre 1882, avec le diagnostic, bronchite aiguë.

En effet, des deux côtés de la poitrine on entend des râles sibilants. Toux sèche et quinteuse. Expectoration de crachats muqueux. Céphalalgie. Appétit très diminué. Le malade dit être dans cet état depuis cinq jours environ.

Le lendemain de son entrée, il y a une légère diarrhée, gargouillement dans la fosse iliaque droite, douleurs abdominales. Céphalalgie intense. Léger subdelirium. Température soir, 40° 2. Sulfate de quinine, 1 gr. en trois paquets.

25. — Température matin, 39°5. Soir, 40°. A l'auscultation, râles sibilants et sous crépitants. Rien au cœur.

Decubitus dorsal. Somnolence. Diarrhée. Urines rares et rouges.

26. — Température matin, 39° 5. Pouls, 104. Soir, température, 40° . Le ventre est légèrement ballonné. Prostration générale. Parole lente et embarrassée. Taches rosées très marquées, mais peu nombreuses. Râles dans la poitrine. Le facies typhoïde s'accentue de plus en plus. Le diagnostic ne laisse plus de doute.

Durant le cours de la maladie et pendant la convalescence, les phénomènes de bronchite ont persisté avec une intensité assez grande. Cependant, R. est parti en congé à peu près complètement rétabli.

Les débuts par bronchite sont relativement fréquents. Nous pensons que cette forme de début doit plus particulièrement se montrer chez les sujets prédisposés aux affections des voies respiratoires. Dans l'observation, R. avait eu plusieurs bronchites pendant quelques hivers consécutifs.

IV

DÉBUT PAR PNEJMONIE

OBSERVATION VIII

Personnelle

Madeleine B... se présente, le 16 juin 1881, à la consultation à l'hôpital d'Avignon. Etant très fatiguée, on la fait entrer d'urgence dans le service de M. le docteur Villars.

Agée de 36 ans, veuve sans enfant, exerçant la profession de rempailleuse, nous avons su qu'elle avait eu quelques habitudes d'ivrognerie. De crainte de la fatiguer, nous sommes obligés de borner notre interrogatoire.

Il y a quatre jours, dit une voisine, qu'elle est malade. Elle a commencé par tousser et avoir une grande oppression. Pas de point de côté.

Nous lui trouvons les pommettes rouges, la langue sèche et rôtie.Température, 40°9; pouls, 110. De la diarrhée, ballonnement du ventre. Respiration fréquente, crachats muqueux, très adhérents avec quelques stries sanguinolentes. A l'examen de la poitrine, nous trouvons en avant, à droite et au sommet, matité, souffle et quelques râles crépitants. En arrière, à droite et au sommet, souffle ; à la base, râles muqueux. A gauche, en avant, sonorité exagérée, râles sibilants. En arrière, râles sonores disséminés. On porte le diagnostic de pneumonie du sommet droit. Large vésicatoire en avant. Potion alcool et extrait de quiquina. Bouillon. Vin.

17. — Temp. M., 40°. Pouls, 104. Oppression continue. Narines pulvérulentes. Langue sèche, tremblante, parole embarrassée. Délire la nuit. On entend en arrière, à droite, du souffle et des râles crépitants. Plusieurs selles diarrhéïques. Ventre ballonné et douloureux à la pression. Potion alcool et quinquina.

Soir, temp. 40°4. Pouls, 110 18. M., temp. 40°1, Pouls, 100. Délire et agitation. La malade veut se lever et demande à manger. Il faut continuellement quelqu'un pour la surveiller. Selles involontaires d'une fétidité extrême. Alcool, quinquina.

Soir, temp. 40°4.

19.—M.,T. 39° 3. L'oppression a diminué. La nuit a été plus calme. Sueurs profuses. Sudamina sur la poitrine et l'abdomen. Du côté des poumons, la matité a diminué à droite, on aperçoit quelques râles crépitants de retour. Toujours diarrhée fétide.

20. — Temp. M., 38° 8. Même état. Le souffle a totalement disparu. Râles crépitants redux. Dans l'après-midi, la malade meurt subitement.

AUTOPSIE

Poumons. Gauche très congestionné.

Droit est le siège d'une congestion encore plus intense. Il n'y a aucun noyau d'hépatisation. Quelques adhérences dont les unes paraissent anciennes, les autres tout à fait récentes.

Cœur. Tissu flasque et mou, fibre musculaire très pâle. Pas de caillots ante mortem dans le cœur et l'artère pulmonaire.

Foie. Légèrement augmenté de volume.

Rate. Hypertrophiée, ramollie, friable, congestionnée.

Intestins congestionnés. Dans l'Ileus les plaques de Peyer sont tuméfiées. Deux d'entre elles sont arrivées à la période d'ulcération.

Ganglions mésentériques hypertrophiés.

Reins congestionnés.

Cerveau. Rien de particulier.

Cette observation est intéressante à plus d'un titre :

1° La pneumonie du sommet a été la forme de début d'une fièvre typhoïde, et son tableau symptomatique obscurcit celui de la dothiénenterie. L'autopsie montre bien que les phénomènes pulmonaires ont ouvert la scène ; en effet, les lésions intestinales prouvent que la maladie n'était qu'à son dixième jour environ.

2° Cette pneumonie du sommet s'est terminée par

résolution et non par hépatisation grise comme cela arrive si fréquemment chez les alcooliques et les individus débilités. Dieulafoy (1) dit du reste : que « la pneumonie qui peut marquer le début de la dothiéneuterie a un pronostic généralement bénin. » Mais après cette guérison de l'affection pulmonaire, la persistance de la fièvre, du délire, ainsi que d'autres symptômes graves nous inquiétait. Une nouvelle poussée inflammatoire se faisait-elle ? L'auscultation ne donnait rien de précis à cet égard. Nous avions admis l'existence d'une pneumonie typhoïde, mais le diagnostic de dothiénenterie n'avait pas été nettement posé. Ce n'est qu'à l'autopsie que nous avons trouvé l'explication des phénomènes observés chez la malade ;

3° Quant à la mort subite, notre opinion, basée sur l'état du muscle cardiaque révélé par l'autopsie, est qu'on doit l'attribuer à la dégénérescence du cœur. Les habitudes alcooliques de la malade la prédisposaient à ce genre de mort.

(1) *Manuel de Pathologie interne*, tome II, page 441.

V

DÉBUT PAR EPISTAXIS ET HEMOPTYSIE

OBSERVATION IX

Recueillie par M. Bourguet, interne des hôpitaux d'Avignon

A. B..., artiste lyrique, âgé de 27 ans, entre le 2 mars 1883, à l'hôpital Sainte-Marthe. Pas d'antécédents héréditaires ; au point de vue personnel, quelques excès alcooliques et vénériens. Début de la maladie, trois jours avant par malaise général, céphalalgie et rachialgie. Epistaxis assez intense le matin même de son entrée à l'hôpital. Le soir, le visage est altéré. Ce malade est très affecté de son état, mais pas de véritable prostration. Sécheresse et chaleur de la peau. Pouls tendu et fréquent, la langue est sèche, saburrale, rouge sur les bords, pas de céphalalgie, mais courbature générale avec douleur plus spécialement localisée à la région lombaire. Toux assez fréquente, sèche. On ne perçoit rien d'anormal à l'auscultation. Du côté du ventre, on n'observe qu'un léger tympanisme ; un peu de constipation ; pas de gargouillement. Potion calmante pour la nuit.

3. — A la visite, pas de changement dans les symptômes précédents. On prescrit : extrait de quinquina et alcool et 0,75 cent. de sulfate quinine. Après la visite, hémoptysie assez abondante, le malade à la suite d'une quinte de toux rend un demi-bol de sang pur. Crachats sanglants toute la journée. A l'auscultation râles humides disséminés, marqués surtout aux deux sommets. Injections sous-cutanées d'ergotine. Soir, température, 39°8.

4. — A eu une nouvelle hémoptysie dans la nuit. La toux est toujours fréquente et l'expectoration consiste en du sang pur rutilant et spumeux ; pas de nouveaux symptômes ni locaux ni généraux, si ce n'est une légère pâleur des téguments et un état moral très affecté, mais sans prostration. La constipation continue. A 6 heures du soir, nouvelle hémoptysie plus abondante que les deux premières. Même traitement (s. q., extrait de quinquina, injections d'ergotine). Température matin, 39°1. Soir, 40°.

5. — Pas de nouveaux symptômes. Le pouls, tout en gardant sa fréquence est plus dépressible. Pas d'hémoptysie, mais la toux persiste assez fréquente et les crachats sont toujours constitués par du sang pur. Mêmes signes stéthoscopiques. Rien de nouveau du côté des autres organes. Une seule selle diarrhéique dans le courant de la journée. Le soir, à la visite, il se plaint d'un peu de céphalalgie. Température matin, 40°. Soir, 39°8.

6. — Le ballonnement du ventre a augmenté. Le malade se plaint un peu de douleur dans la fosse iliaque droite, où l'on perçoit quelques gargouille-

ments, la céphalalgie est plus forte, le malade est affaibli, mais non prostré. A onze heures, nouvelle hémoptysie, le malade rend 3 ou 4 cuillerées de sang. Le soir. à la contre visite, il est plus agité, il y a un peu de carphologie et de soubresaut des tendons. Température matin, 38°4. Soir, 40°3. En plus du traitement précédent, lavements froids.

7. — Diarrhée, ballonnement considérable du ventre avec éruption de taches rosées lenticulaires, pas d'autres phénomènes cérébraux que la céphalalgie persistante, de la toux et des crachats sanglants. Mêmes phénomènes nerveux. Affaiblissement considérable, mais lucidité complète de l'intelligence. Température matin, 39°8. Soir, 39°3. On ajoute au traitement, poudre de quinquina 2 grammes en deux paquets : enveloppement dans un drap mouillé trois fois par jour. La température du soir a été prise après un enveloppement.

8. — Même état. Température matin, 40°. Soir, 40°1.

9. — Diarrhée augmente. Amaigrissement et affaiblissement considérable. Légères paraplégie avec incontinence des matières fécales. Quelques douleurs vives dans les jambes. Les crachats sont toujours constitués par du sang à peu près pur, sans qu'on entende à l'auscultation autre chose que des râles humides disséminés et n'ayant rien de caractéristique.

Température matin, 39°6. Soir, 40°1. Même traitement.

10. — Quelques vomissements consécutifs à la toux, adynamie de plus en plus prononcée. Température matin, 40°. Soir, 40°6.

11. — Température matin, 39°6. Soir, 39°1.

12.   —   —   40°   —   40°6.

13. — A eu une légère hémorragie intestinale. Le sang persiste dans les crachats qui renferment cependant plus de mucosités. On observe toujours de la carphologie et quelques soubresauts de tendons. L'amaigrissement et l'adynamie font des progrès, l'intelligence reste intacte.

Température matin, 40°. Soir, 39°5.

Au traitement précédent, on ajoute deux lavements phéniqués. Le drap mouillé est continué ainsi que les injections d'ergotine.

14. — Il a eu un peu de subdélirium pendant la nuit. Température matin, 40°3. Soir, 39°8.

15. — Seconde hémorragie intestinale, mais aussi légère que la première. Le soir, il a un frisson violent avec claquement des dents et tremblement général. Température matin, 40°. Soir, 39°5.

16. — Température matin, 38°5. Soir, 40°

17.   —   —   40°   —   40°

18.   —   —   39°   —   39°7.

19.   —   —   38°7. Soir, 39°1.

20.   —   —   39°   —   39°4.

21.   —   —   38°2   —   38°5.

22.   —   —   37°   —   38°

23.   —   —   37°   —   37°7.

24.   —   —   37°   —   37°6.

Le 19. Légère escharre au sacrum et au niveau des épines iliaques.

24. — C'est le premier jour où le sang disparaît des crachats, qui furent alors ceux de la bronchite.

A partir de ce moment, l'état général alla en s'améliorant. Le subdélirium de la nuit disparaît. La diarrhée alla en diminuant, le malade souffrit encore beaucoup des membres inférieurs ainsi que des articulations de la hanche et du genou, mais ces douleurs ne persistèrent pas plus de cinq à six jours. Peu à peu la diarrhée disparut tout à fait, l'appétit revint, l'alimentation put être augmentée et le malade réduit à l'état de squelette commença à reprendre quelque force. Dès lors, la convalescence quoique longue marcha sans encombre, et vers la fin d'avril le malade put sortir de l'hôpital.

VI

DÉBUT PAR CÉPHALALGIE

Observation X

Héraut, soldat au 122ᵉ de ligne, âgé de 25 ans, entre à l'hôpital Saint-Eloi, le 19 mai 1879, salle Saint-Charles, n° 5.

Il est au régiment, depuis 3 ans, ordonnance d'un capitaine et se livre, depuis quelque temps, à la boisson. Tempérament lymphatique, constitution assez robuste, n'a jamais fait de maladie grave. Son père, mort de pleurésie, mère et frère se portent bien. Depuis huit jours, Héraut a des maux de tête très violents, continus, et une faiblesse très grande. Il ne marche qu'avec difficulté, disant que dès qu'il fait un mouvement, il lui semble que sa tête se brise.

20 mai. — La céphalalgie persiste. Anorexie complète. Pas de vomissements, pas de nausées, pas de douleurs *in abdomen*. Bouche très mauvaise, langue rouge à la partie antérieure et à la pointe, épaisse, large, recouverte d'un enduit jaunâtre brun. Faiblesse générale, sueurs abondantes. Température, 39°. Pouls, 90.

Soir. — Température, 40°. Bourdonnements d'oreilles. Mucosités nasales sanguinolentes. Sueurs profuses. Prostration.

21 mai. — Nuit a été très mauvaise. Du délire ; s'est levé, la tête lui tournait. Il y a, ce matin, un état de stupeur et d'affaissement encore plus marqué que hier. Il a été 4 à 5 fois à la selle. Urines très denses. Urée abondante. Pas de traces d'albumine par la chaleur et l'acide nitrique. Température, 39° 7. Pouls, 104. Respiration, 24.

Soir. — Température, 39° 8. Diagnostic, F. tiph.

Bains tièdes de 10 minutes. Appliquer pendant le bain, compresses vinaigrées sur le front. Onctions sur l'abdomen avec huile camomille camphrée. Lavement graine de lin. Bouillon. Vin.

22 mai. — Insomnie, céphalalgie, 4 à 5 selles. Taches rosées sur l'abdomen et le thorax. Gargouillement dans la fosse iliaque droite. Râles bronchiques en avant. Râles sibilants généralisés. Température matin, 40° 1. Pouls, 92. Respiration 24. Soir, tempé-

rature, 40° 3. Tisane de camomille. Lavement avec infusion de camomille et 4 gram. S. N. Bismuth. Bains.

23 mai. — Température, 39° 7. Pouls, 92. Respiration 24. Délire violent. Céphalalgie. 7 à 8 selles. Langue sale recouverte d'un enduit noirâtre, fulginosités. Transpiration abondante. Gargouillement dans les deux fosses iliaques. Râles sibilants dans toute l'étendue de la poitrine. Température soir, 40° 3. Bains tièdes. Lavement avec 8 gouttes de laudanum.

24 mai. — Il a eu hier une espèce de collapsus après le bain. Dans la nuit, il a fortement déliré, il voulait se lever. Mouvements convulsifs pendant l'accès de délire. Il est allé sous lui. Yeux fixes. Stupeur. Ce matin, il dit qu'il se trouve bien, sauf sa tête qui est un peu lourde. Fuliginosités aux lèvres. Douleur dans les fosses iliaques. Les urines traitées par la chaleur et l'acide nitrique, ne révèlent pas trace d'albumine ; par l'alcool, au contraire, quantité considérable d'albumine. Température matin, 39°. Pouls, 88. R. 22. Température soir, 39°9.

Lotions avec eau vinaigrée. Hier, on lui a fait quatre injections avec 0,20 centigrammes de bromhydrate de quinine chaque. Les continuer aujourd'hui.

Potion avec une cuillerée à bouche toutes les deux heures :

Teinture de cannelle, 4 grammes ; Extrait de quinquina, 4 grammes ; infusion de camomille, 70 grammes ; sp. de capillaire, 30 grammes.

Lavement avec décoction de graine de lin et amidon. Suspendre bismuth.

25 mai. — Température matin, 39°3. Température soir, 39°6. Va sous lui.

26 mai. — Température, 39°; pouls, 108. R. 48. Il présente une certaine inégalité des pupilles ; l'une est dilatée ; l'autre, contractée. Blépharoptose à droite. Trismus. Pendant la nuit, le corps se tordait. (Opisthotonos). Mouvements convulsifs. Les yeux sont fixes ; on le dirait dans l'extase. Râles généralisés. Submatité à la base des deux côtés. Potion avec extrait de quinquina, 4 grammes ; teinture de camomille, 2 grammes ; teinture de noix vomiques 6 gouttes ; E. fleur oranger. S.

Le malade meurt dans la nuit.

Forme tétanique de l'urémie.

VII

DÉBUT INTERMITTENT

OBSERVATION XI

Service de M. le professeur Combal

Trinchet Auguste, soldat au 122ᵉ de ligne, âgé de 22 ans, né à Apt, entre le 19 mai à l'hôpital Saint-Éloi, salle Saint-Charles, n° 14.

Il habitait Montpellier depuis six mois environ. Tempérament lympathique. Constitution plutôt au-dessus qu'au-dessous de la moyenne. N'a jamais eu de maladies graves.

Au retour d'une promenade militaire, Trinchet éprouva une fatigue générale et du brisement dans les membres. En même temps, inappétence et insomnie. La nuit, il fut pris d'une diarrhée abondante qui le laissa dans un état de prostration considérable. Il resta trois jours à l'infirmerie sans traitement.

20 mai, 5° jour. Pâle, affaissé. Réponses lentes. Très faible et toujours assoupi. A des vertiges et des éblouissements quand il s'assied sur son lit. Douleurs contusives, vagues dans les membres. Peau chaude et humide. Sueurs profuses le soir et pendant la nuit. Pas d'épistaxis. Quelques signes de bronchite disséminés en arrière des deux côtés. Langue sèche, collant au doigt, rouge sur les bords. Pas de vomissements. Ventre souple, pas de gargouillement (la diarrhée a cédé depuis l'avant-veille). Inappétence. Grande soif. Foie hypertrophié.

Hier soir, il avait 40° ; ce matin, 39°.

20. — Soir, 39.8. Bouillon, vin, limonade vineuse.

21, 6° jour. — Le malade présente une fièvre assez intense ; le soir, accès qui se juge par des sueurs profuses qui durent toute la nuit et nécessitent un changement de chemise le matin.

Matin. Température, 38°. Sulfate de quinine, un gramme en cinq paquets, à prendre de deux heures en deux heures.

Soir. Température, 39°2.

23, 8° jour. — Le malade a eu deux bonnes nuits. Persistance pourtant de la fièvre avec sueurs profuses. Injection hypodermique de Bromhydrate de quinine, 0.50 centigrammes.

24, 9° jour. — Le malade n'accuse que de la faiblesse et un peu de douleur dans les fosses iliaques. Légère diarrhée. Toujours sueurs profuses et agitation nocturne.

Sulfate de quinine 1.50.

25, *idem*. Sulfate quinine, 2 grammes.

26 mai. 11° jour. — Apparition de taches rosées lenticulaires. Signes de bronchite légère. Du côté du cœur, léger bruit de souffle au premier temps ayant son maximum au niveau du manchon. Foie toujours hypertrophié. Quatre à cinq selles.

La quinine, administrée sous diverses formes, n'a donné aucun résultat, comme on peut bien en juger par l'exacerbation vespérale et la marche de la température. Ce qui provoque l'inefficacité de ce traitement, c'est sans aucun doute le fond typhoïde de la maladie, qui, les premiers jours, avait été complètement masqué par la forme intermittente de la fièvre. On continue néanmoins le sulfate de quinine qui, en attendant qu'il puisse vaincre le fond typhoïde, agira comme désinfectant et comme tonique.

A partir du 26 mai, la fièvre typhoïde prend le dessus et suit une marche absolument normale. Le 25° jour de la maladie, Trinchet entre en pleine convalescence.

Observation XII

Due à l'obligeance de M. le Dr Ferlin

Vialaret, soldat réserviste au 1er pontonniers, entre à l'Hôtel-Dieu d'Avignon, service de M. le docteur Monier, le 19 octobre 1882. Il est malade depuis 12 jours.

20 octobre. — A son entrée à l'hôpital, Vialaret dit que sa maladie a commencé par un frisson intense le soir, il y a environ 12 jours.

Depuis, chaque soir, frissons suivis de bouffées de chaleur. Hier, sueur abondante pour la première fois. Pas d'épistaxis. Céphalalgie, un peu de vertige, pas de bruit dans les oreilles, pas de rêvasseries ; dort bien, pas d'envie de vomir, perte d'appétit, langue rouge à la pointe, lancéolée humide ; pas de diarrhée, 112 pulsations, 32 respirations, température 40°2, le soir.

21. — Stupeur. Nuit agitée. Douleur dans la fosse iliaque droite, constipation. Sulfate de magnésie, 60 grammes.

22. — Fièvre plus vive. Diarrhée. Sulfate de quinine. Diagnostic, fièvre typhoïde.

23. — Douleur très vive dans toute la région du foie. Obscurité du murmure vésiculaire du même côté. Continuation des symptômes précédents et du traitement. Sulfate de quinine 0,75: deux lavements phéniqués. Lait, bouillon, vin.

24. — La douleur est tellement vive que nous devons recourir à des injections hypodermiques de morphine. Œdème sur l'hypocondre droit (signe de suppuration profonde); le docteur Monier diagnostique un empyème droit.

Obscurité du murmrue vésiculaire de ce côté ; gros frottements. Le malade présente un teint jaune terreux. Essoufflé. La diarrhée bilieuse est abondante. Lait, soupe claire. Tisane pectorale. Cataplasmes laudanisés. Potion, extrait de quinquina 4 grammes. Cognac, 30 grammes. Sirop écorces d'oranges amères, 30 grammes.

25. — La douleur s'est étendue sur tout le côté droit, avec intensité plus grande en avant et près du mamelon. Grande irrégularité de la respiration. En avant, sonorité; en arrière, sonorité conservée en haut, mais matité en bas. Vibrations éteintes, obscurité et même disparition du murmure vésiculaire. Souffle profond et léger. Sous l'aisselle, voix de polichinelle. Les signes d'un épanchement s'accusent nettement. Mais cet épanchement est-il purulent? La pectoriloquie aphone paraît, en effet, être absente. La fièvre est très vive (de 40° à 41°). L'état général est manifestement infectieux : il se peut donc que nous soyons en présence d'une purulence d'emblée du liquide épanché, et le diagnostic d'un épanchement purulent est probable.

Très large vésicatoire sur le côté droit ; sulfate de quinine 0,75 en trois cachets. Potion extr. qqna, 4 gr. Cognac, 30 gr. Lait, soupe claire, tisane pectorale.

26. — Cystite cautharidienne ? Diminution dans

la douleur qui est surtout vive quand le malade tousse. Les crachats *purulents, ces derniers jours*, ne paraissent plus être que muqueux. Sibilances. Toux fréquente et par quintes. Fuliginosités aux lèvres. Diarrhée. Dyspnée.

Looch, 0,50 centigr. camphre, potion extrait quinquina, 4 gr. Lait, soupe claire, tisane pectorale.

27. — M. le docteur Monier décide de pratiquer une ponction. Avant, on reconnaît une matité considérable en bas, et une absence de bruit. En haut, demi-sonorité et frottements.

Le liquide sort purulent, couleur café au lait. On en retire un litre et demi, sans avoir la prétention d'avoir vidé tout l'épanchement. Malgré cela, soulagement momentané et très marqué. A la contre-visite, nous trouvons le malade de nouveau en proie à une dyspnée intense. Il n'y a plus de douleur du côté droit, mais les traits sont tirés; la chaleur forte.

En avant, sonorité et sibilances. En arrière, matité en bas. Les vibrations sont revenues et sont peut-être augmentées. On perçoit un souffle métallique dans toute l'étendue, mais paraissant avoir son intensité maxima au tiers moyen.

Frottements, râles humides qui prennent un timbre métallique. Succussion hippocratique? Le pneumothorax, qui n'existait pas avant la ponction, aurait-il été produit par elle? Le poumon gauche doit être fort engoué. Souffle intense à la base. En avant, râles sibilants. Respiration rude.

Le malade entre en agonie le 27 au soir et meurt le 28, à quatre heures du matin.

L'autopsie justifie absolument le diagnostic de dothiénenterie porté en premier lieu. Vastes ulcérations des plaques de Peyer dans toute la dernière portion de l'intestin grêle. On y rencontre tous les degrés des altérations dothiénentériques, mais surtout des altérations très avancées. Certaines plaques bien détergées se cicatrisent.

Sang diffluent. Rate et foie en bouillie.

Du côté de la poitrine. Epanchement purulent à droite. Aucune communication avec le poumon qui est refoulé dans la gouttière vertébrale.

Le poumon gauche lie de vin, spumeux, présente tous les caractères d'une violente congestion.

PATHOGÉNIE. ÉTIOLOGIE

La fièvre typhoïde pouvant être considérée comme le prototype des maladies générales, il n'est point étonnant de voir tous les tissus, tous les organes lésés dans cette maladie. Leur altération n'est que secondaire, elle n'est pas constante. La seule altération constante est celle du sang et peut-être de la lymphe.

Déjà, en 1875, Recklinghausen trouvait, dans des foyers purulents développés chez les typhiques, des masses de microccocci.

Klein, en observait sur la muqueuse intestinale, dans les follicules, dans les vaisseaux.

Sokoloff, en 1878, démontrait la présence des miccroccoci dans la rate, lorsque le processus était peu avancé et leur absence lorsque les lésions intestinales étaient avancées.

Letzerich, 1876-1878 (*Revue de Médecine*, 1881), trouvait des miccroccoci dans les cellules des follicules lymphatiques.

Eppinger (*Revue de Médecine*, 1881), en trouvait dans la substance fondamentale du cartilage ulcéré.

Elbert, Klebs, Fischer, considéraient, en 1880,

comme spécifiques, des bâtonnets qui avaient pour siège, chez les typhiques, les glandes de Lieberkhun, les follicules intestinaux, les ganglions mésentériques.

Brautlecht (*Revue de Médecine*, 1881), a retrouvé dans les eaux qu'alimentait un gymnase sur lequel sévissait une épidémie de fièvre typhoïde des bacilles qu'il a pu cultiver et qui, inoculés ensuite à des animaux, ont provoqué l'apparition de fièvre avec diarrhée, amaigrissement, tuméfaction des glandes de Peyer et des ganglions mésentériques à l'autopsie.

Il a retrouvé ces mêmes éléments dans les urines des malades atteints de fièvre typhoïde, sur des algues entrées en décomposition, qui avaient été recueillies vertes et conservées dans un milieu indemne de fièvre typhoïde, et il a pu avec ces dernières reproduire la maladie qu'il avait déjà observée.

Introduits par les aliments et les eaux potables, ces organismes pénètreraient dans la muqueuse intestinale, ils se multiplieraient au point de masquer, de faire disparaître la cellule, ils pénètreraient dans le système vasculaire où leur présence pourrait devenir la cause d'embolies multiples. Dans cette théorie, le développement des microbes au niveau de la muqueuse digestive serait donc le fait primordial.

Klebs est du même avis dans les cas où les germes sont apportés par l'air, car la déglutition de la salive amène toujours une portion notable de micro-organismes, qui sont mis en contact avec la muqueuse de l'intestin.

Quelle qu'ait été sa voie d'introduction, l'agent

infectieux trouvant un milieu favorable, s'y déve-
lopperait pour former des colonies nombreuses, qui
reprises par la circulation, iraient déterminer des
lésions de l'essence même de la maladie.

Letzerich a vu les cellules épithéliales de l'alvéole
pulmonaire desquamées avec de nombreux micror-
cocci.

Klebs cite les embolies au niveau desquelles les
bacilles se montrent en abondance. (*Gazette médicale de Paris*, 1880).

Ces lésions du début sont-elles dues à la localisation primitive de l'agent morbigène, ou bien sont-
elles secondaires. Peu importe, ce qu'il faut retenir
c'est que toutes les lésions observées dans le début de
la fièvre typhoïde sont dues au même agent, ce qui
tend à prouver l'adultération du sang par un prin-
cipe infectieux sans doute de nature infectieuse.

Nous avons voulu surtout mettre en garde le pra-
ticien contre certains débuts insidieux de la fièvre
typhoïde. Il est nécessaire de suivre attentivement la
marche de la maladie, la température. Pour les lésions de la gorge, l'examen microscopique rendra
de grands services.

Pour les autres modes de début, il est difficile de
poser des règles bien absolues. L'époque de l'invasion de la maladie, la saison, la constitution médicale,
l'état d'endémie ou d'épidémie, et surtout la durée et
la marche des divers symptômes seront les meilleurs
guides du médecin.

INDEX BIBLIOGRAPHIQUE

HUXHAM .... Essai sur les fièvres.

FORGET .... Traité de l'entérite folliculeuse.

JACCOUD .... Traité de pathologie interne.

DIEULAFOY .... Traité de pathologie interne

VAISSON .... Du début de la fièvre typhoïde par angine. (Th.,
Paris, 1882.)

GRIESINGER .... Traité des maladies infectieuses.

PETER.............. Dictionnaire encyclopédique.

MURCHISON......... Traité de la fièvre typhoïde.

CARRIEU........... De la fatigue et de son influence pathogénique.

CARRIEU........... Des angines dans la fièvre typhoïde.

DERIGNAC.......... Etude sur les déterminations de la fièvre typhoïde
sur le pharynx et l'isthme du gosier.

BRAUTLECHT .... Analyse in *Revue med.* 1880.

CHOMEL .... Leçons sur la fièvre typhoïde.

TROUSSEAU .... Cliniques de l'Hôtel-Dieu.

DUGUET .... Communication à la Société médicale des hôpitaux
(27 avril 1883).

HAYEM............. Leçons cliniques sur les manifestations de la fièvre
typhoïde. Paris, 1875.

HARDY ET BEHIER.. Traité élémentaire de pathologie interne. (Paris,
1880.)

KLEIN............. *In Revue de médecine*, 1881.

KLEBS .... id.

LETZERICH......... id.

PARROT .... Athrepsie. Paris, 1877.

RECKLINGHAUSEN ... Revue de médecine (1881).

RILLIET ET BARTHEZ Maladies de l'enfance.

Behier.............. Archives générales de médecine, 1857. *Revue médico-chirurgicale*. 1852. (Tome XII.) Mémoire du Dr Guipon.

René.............. *Gazette des hôpitaux*. (Mars 1881).

Worms............. Traité de la fièvre typhoïde.

Parrot............ *Progrès médical*. (30 juin 1883.)

Louis............. Recherches anatomiques, pathologiques et thérapeutiques sur la maladie connue sous le nom de gastro-entérite. Paris 1829.

Rappin............ Thèse de Paris, 188_.

Petit et Serres... Traité de la fièvre entéro-mésentérique, 1843.

Lasègue .... Traité des angines, 1868. Archives générales de médecine, 1883. (De l'angine diphtéroïde).

Chedevergue...... De la fièvre typhoïde et de ses diverses manifestations congestives, inflammatoires et hémorrhagiques vers les principaux organes de l'économie. Paris, 1864.

Damaschino....... Leçons sur les maladies des voies digestives.

Lyon. — Imprimerie Nouvelle, rue Ferrandiere, 52.

Lyon. — Imprimerie Nouvelle, rue Ferrandière, 52

www.ingramcontent.com/pod-product-compliance
Ingram Content Group UK Ltd.
Pitfield, Milton Keynes, MK11 3LW, UK
UKHW020946120726
13693UKWH00004B/1574